AF346476

DE L'ABUS

DES

BOISSONS ALCOOLIQUES

SES CAUSES — SES RÉSULTATS — SES REMÈDES

Par le Dr Victor DESGUIN

Membre correspondant de l'Académie royale de médecine de Belgique,
conseiller provincial à Anvers.

**(Rapport présenté à la 3e section du Congrès international d'hygiène
et de sauvetage de Bruxelles, 1876)**

———

La question qui nous occupe, et dont il est inutile de faire
ressortir l'importance, doit être étudiée à un triple point de
vue : il faut rechercher, d'abord, les causes de divers ordres
qui ont occasionné et entretiennent, parmi les populations,
l'usage répété des boissons fermentées et en amènent l'a-
bus ; puis décrire les conséquences individuelles et sociales
de l'ivrognerie ; il faut, en second lieu, examiner quelles sont,
dans les divers pays, les tentatives qu'ont faites, soit les gouvernements, soit les particuliers, pour mettre un frein à l'abus
des liqueurs alcooliques, ou même pour en suspendre complétement l'usage, et quels ont été les résultats de ces tentatives ;
en dernier lieu viendra l'étude des moyens que les progrès de
la science moderne, aidés de l'expérience des succès ou des

insuccès des mesures précédemment appliquées, nous indiqueront comme devant être recommandés pour s'opposer aux progrès toujours croissants de l'ivrognerie.

I

Causes de l'ivrognerie et de l'alcoolisme; leurs conséquences.

C'est dans notre organisation sociale elle-même que résident les causes de l'usage des boissons fermentées; c'est en partie dans la nature même de ces boissons que se découvre la cause de l'abus qui en est fait.

L'étude des effets physiologiques de l'alcool et des substances qui en renferment montre que leur ingestion est suivie d'une sensation de bien-être, au moins momentané, qui fait souhaiter la répétition de leur consommation. Pris à doses modérées, les alcooliques stimulent toutes les fonctions organiques et produisent pour résultat immédiat d'augmenter la puissance musculaire et de simuler ainsi un accroissement de force.

Cette stimulation réelle et modérée des fonctions, dans un rganisme bien nourri et qui n'est pas obligé à une dépense exagérée et souvent répétée de travail musculaire, n'offre aucun inconvénient; son effet le plus immédiat est d'activer les fonctions de digestion et de sécrétion, et de suppléer ainsi à leur insuffisance, par suite de la paresse ou de l'atonie des organes, déterminée par le défaut d'exercice qui est souvent l'apanage et le danger en même temps de la vie trop facile ou trop sédentaire d'une grande partie des classes aisées.

Si dans ces mêmes classes aisées se développent plus tard des habitudes d'ivrognerie, elles sont graduellement produites par les excitations réciproques d'individu à individu, par le désir de retrouver les mêmes sensations agréables qu'avaient déterminées les premières ingestions de boissons fermentées, et enfin, comme il sera démontré plus loin, par la composition même des boissons consommées.

Dans la population ouvrière, qui fournit à l'alcoolisme le plus grand nombre de ses victimes, et lui doit un obituaire effrayant, l'usage et l'abus des boissons fermentées ne reconnaissent pas entièrement les mêmes causes.

Trompé par l'excitation générale qui suit l'ingestion des alcooliques, abusé par le sentiment de bien-être qui la suit, séduit par la possibilité de fournir, immédiatement après elle, un travail musculaire considérable, le peuple se figure volontiers que les alcooliques donnent des forces, alors qu'ils ne sont que des stimulants ; que les alcooliques nourrissent, alors qu'ils ne font que supprimer le besoin de manger, la sensation de la faim. Cette erreur fondamentale, profondément enracinée dans le peuple, est entretenue inconsciemment par les gouvernants, par les chefs de métier ou d'industrie, et par les particuliers ; par les gouvernants qui, dans les armées, dans les camps, sur les navires, etc., ordonnent des distributions régulières, même journalières, de genièvre ; — par les chefs d'industrie, les entrepreneurs, les doyens de corporation, qui parfois paient leurs ouvriers partie en argent, partie en genièvre, ou donnent une ration de genièvre, soit comme récompense d'un travail accompli, soit comme encouragement à un travail supplémentaire ; par les particuliers enfin, qui, en témoignage de satisfaction pour les services rendus par les ouvriers qu'ils emploient, leur distribuent des liqueurs ou bien leur donnent quelque monnaie qu'ils décorent du nom de « pourboire », lui désignant ainsi une destination à à laquelle les ouvriers se gardent bien de contrevenir.

Cette excitation à boire, descendant sur les ouvriers, soit des représentants de la loi et de la discipline, soit de personnes qu'ils savent être plus éclairées, plus instruites qu'eux, produit un double résultat fâcheux : elle les confirme dans la croyance à l'innocuité des boissons alcooliques. elle les habitue en même temps à leur consommation et mène en droite ligne à l'abus.

L'abus des boissons alcooliques, chez les ouvriers, prélève sur le salaire, souvent trop restreint, destiné à subvenir aux besoins de la famille, une énorme contribution qui rend ce salaire définitivement insuffisant. L'ouvrier est pris alors dans un engrenage dont il ne peut plus se dégager. Lorsqu'il rentre dans son taudis, il n'y trouve que le dénûment le plus absolu, l'absence complète des choses les plus nécessaires à la vie. et brochant sur le tout, une malpropreté repoussante. Les plaintes légitimes de sa femme, surexcitée par la misère, les cris des enfants qui souffrent de la faim, loin de ramener au sentiment du devoir cet homme, ignorant d'abord, abruti ensuite par les excès alcooliques, lui font prendre en aversion ces lieux maudits ; il les fuit avec empressement. et c'est au cabaret qu'il se réfugie; au cabaret où il retrouvera des amis; au cabaret où il pourra se livrer encore à son funeste penchant, où il puisera, au fond de son verre, la bienheureuse ivresse, c'est-à-dire l'oubli de ses maux, l'oubli du monde entier dont il est le paria, l'oubli de lui-même qui se hait et se fait horreur quand il se regarde en face.

Voyez avec quelle sollicitude tout concourt à lui procurer la facilité de boire : les environs des ports. les abords des entrepôts, des arsenaux, des gares de chemins de fer, des fabriques de tous genres, des stations de voitures, d'omnibus, tous les lieux où travaillent un certain nombre d'ouvriers se peuplent immédiatement de cabarets : une table, deux bouteilles, quelques verres, une enseigne ou un bouchon. et le débit de boisson est établi ; la clientèle est assurée, l'établissement prospérera, sa fortune est basée sur des ruines, qu'importe ! C'est un de ces bouges que le contre-maître choisira pour payer aux ouvriers leur salaire hebdomadaire, et les ouvriers n'oseront pas en sortir sans avoir laissé prélever sur le pain de leurs enfants une première contribution, première brèche que d'autres suivront bientôt, jusqu'à l'engloutissement presque complet du salaire impatiemment attendu.

Voilà ce que montre l'expérience journalière de ceux qui s'occupent des ouvriers, voilà ce que voient tous les

jours les chefs d'industrie, les magistrats, les prêtres, les
médecins, les administrateurs du bureau de bienfaisance, etc.

L'hygiéniste va plus loin ; il ne se borne pas à constater le
mal, il en recherche les causes éloignées. Tout le monde sait
que l'ouvrier, ne jouissant d'aucun crédit, ne possédant pas
assez d'argent pour se procurer des provisions de bouche dans
de bons magasins et en quantité suffisante, est fatalement
condamné à s'adresser au petit détail qui lui vend, à des prix
exorbitants, des denrées de fort mauvaise qualité, avariées,
frelatées, adultérées de toutes les façons. Ce qui est vrai pour
la viande, le poisson, le café, le riz, etc., ne l'est pas moins
pour les boissons. Le genièvre que consomme l'ouvrier est
toujours jeune et presque toujours falsifié. Les falsifications
même qu'on lui fait subir, et qui consistent surtout dans l'ad-
dition de substances destinées à donner au genièvre plus de
montant, une saveur plus âcre, corrosive même; ces falsifications deviennent absolument nécessaires au consommateur,
qui refuserait de prendre les boissons ne remplissant pas ces
conditions. L'avis des distillateurs à ce sujet est positif. Si,
disent-ils, nous fournissions des boissons vieilles ou artificiellement vieillies, c'est-à-dire dépouillées de leurs principes
nuisibles, personne n'en voudrait : or, le but de notre industrie est de vendre.

Les effets physiologiques des boissons vieilles et de bonne
qualité, exclusivement consommées par la classe aisée, et
ceux des boissons jeunes ou adultérées, les seules que puissent se permettre les classes ouvrières, diffèrent notablement.
Ces dernières, outre l'alcool, renferment des substances que
le vieillissement en aurait éliminées, et celles que la fraude y
a introduites, par le mélange d'esprits mal rectifiés, de grain,
de pomme de terre, de marc, de mélasse, etc.; elles con-
tiennent ces substances âcres et brûlantes : l'alcool amylique,
des aldéhydes, des hydrocarbures, des huiles essentielles.
Et sans oser tout à fait exonérer l'alcool de tous les maux que
produit l'intempérance, exonération que les divergences
qui séparent les savants ne permettent pas encore d'accep-

ter, il est indubitable que c'est surtout de la présence de ces substances nuisibles, contenues dans les boissons jeunes, de mauvaise qualité ou falsifiées, que l'ivrognerie tire son origine, et que découlent les conséquences sociales si funestes de l'alcoolisme.

Un industriel de Bruxelles, M. Haeck, dont les travaux scientifiques ne me paraissent pas avoir obtenu tout l'appui, toute la considération qu'ils commandent, a résolu de la manière la plus satisfaisante, à mon sens, le côé industriel de la question de l'alcoolisme. Plusieurs fois j'ai assisté à l'expérimentation de son procédé ; j'ai interrogé à son sujet des distillateurs qui l'avaient vu fonctionner, et qui ont confirmé mon appréciation. Le procédé de M. Haeck consiste à extraire des boissons jeunes les éléments malsains qu'elles renferment, éléments que le vieillissement en tonneaux en aurait éliminés à la longue ; les boissons jeunes ou de mauvaise origine, privées ainsi de ces éléments délétères, exercent sur les organes les mêmes effets physiologiques que les boissons alcooliques vieillies naturellement. Si, par contre, on ajoute une petite quantité de ces éléments à des boissons vieillies par l'âge ou vieillies artificiellement, on leur donne le goût et l'odeur des boissons jeunes ou d'origine mauvaise, telles qu'on les rencontre dans les cabarets fréquentés par le peuple, et elles exercent sur nos organes les mêmes effets que ces dernières.

Quand ces boissons jeunes, de mauvaise qualité, etc., ont été consommées, un double effet se produit, ou plutôt deux effets consécutifs : d'abord l'alcool manifeste sa puissance stimulante et détermine la sensation de bien-être qui lui est propre ; mais bientôt se fait sentir l'influence des éléments mauvais, alcool amylique, etc.: sécheresse, ardeur de la gorge, soif, et, de plus, dépression organique envahissant graduellement le cerveau et les organes musculaires : pour lutter contre cette influence déprimante, l'ouvrier ne trouve qu'un moyen, c'est de recourir à la consommation des liqueurs qui lui ont procuré le bien-être qu'il avait éprouvé d'abord, et qui lui rendront la faculté de fournir encore, pour un petit temps, le travail musculaire auquel il est astreint. D'un autre côté, ce travail musculaire, ne pouvant se faire aux dépens des aliments plastiques, qui manquent presque entièrement à l'ouvrier, ou dont la proportion est tout au moins insuffisante chez la plupart, ne devient possible qu'à la condition que ces aliments, stimulants naturels des fonctions, soient remplacés par un stimulant artificiel ; c'est aux dépens de l'alcool, agent calorifique, que se fait le travail musculaire ; l'alcool semble donner des forces nouvelles ; en réalité il les stimule seulement ; il agit sur l'organisme humain comme agit le coup de fouet qui redonne des jambes au cheval exténué et mal nourri ; la réparation de l'usure produite par le travail musculaire n'ayant plus lieu, l'organisme s'altère et s'affaiblit graduellement ; il ne tarde pas à se détruire entièrement : il est rare qu'un homme puisse s'adonner à l'ivrognerie pendant plus de dix ans.

Selon M. Haeck, l'alcool lui-même est complétement innocent de tous les maux qu'on lui attribue ; il est même l'agent qui mitige les effets désastreux que déterminent les éléments nuisibles des boissons fermentées. Ces propositions ne pourraient être acceptées qu'après une enquête scientifique contradictoire et fort sévère. Si elles se vérifiaient, elles contiendraient toute la solution de la question si grave de l'alcoolisme, auquel il faudrait donner un autre nom. Le rejet de ces propositions laisserait toujours à l'auteur la gloire d'avoir fait une découverte industrielle très-importante, qui concourrait, avec les autres moyens à employer, à l'extinction du fléau désorganisateur de la société moderne.

Nous venons de passer en revue les causes de l'intempérance, de l'ivrognerie qui en est la conséquence immédiate, de l'alcoolisme qui en est l'aboutissant inévitable. Voyons maintenant, aussi succinctement que possible, quels sont les résultats de l'abus des boissons alcooliques.

Ces résultats doivent être considérés au point de vue de l'individu, de la famille et de la société.

L'ivresse est une cause fréquente de mort subite, par apoplexie pulmonaire, apoplexie méningée, apoplexie cérébrale. En outre, la forme convulsive de l'alcoolisme aigu amène souvent des accidents qui déterminent la mort : sur 40 morts accidentelles, 14 peuvent être rapportées à l'ivrognerie (Devergie). De 1849 à 1869, le chiffre annuel des morts accidentelles par suite d'excès alcooliques, s'est élevé de 331 à 587 (Lunier).

Les effets de l'alcoolisme chronique, pour être moins foudroyants, sont aussi graves et plus nombreux. Ils s'exercent sur les divers appareils de l'économie.

Dans l'appareil digestif, l'alcoolisme chronique produit la gastrite chronique avec ramollissement de la muqueuse de l'estomac et des intestins, la dyspepsie, le cancer, des altérations du foie (stéatose, cirrhose), ainsi que des glandes salivaires et du pancréas ; l'ictère, les phlegmasies chroniques du mésentère et du péritoine.

Dans l'appareil respiratoire, l'alcoolisme chronique détermine la phlegmasie chronique de toutes les parties de cet appareil ; on lui attribue aussi, avec raison, la production de cette forme de tuberculose pulmonaire désignée sous le nom de phthisie pulmonaire granuleuse.

Les lésions de l'appareil circulatoire sont : la phlébite et l'artérite membraneuses, la péricardite, l'hypertrophie du cœur ; en outre, des modifications diverses du liquide sanguin.

L'appareil génito-urinaire n'est pas épargné ; l'altération granuleuse des reins est souvent le résultat d'habitudes alcooliques : d'après Malmsten, à Stockholm, sur 69 cas, elle a pu être rapportée 19 fois à cette cause ; d'après Frerichs, 16 fois sur 42 cas. Quant aux organes génitaux, après avoir été fortement stimulés, ils sont bientôt frappés des signes d'une sénilité prématurée.

Mais l'appareil où se remarque, de la manière la plus saisissante, l'influence de l'alcoolisme, c'est sans contredit l'appareil de l'innervation. Ici se déroule tout un sinistre cortége des maux les plus grands qui puissent atteindre l'humanité, puisqu'ils la frappent dans ce qui la constitue essentiellement, dans son intelligence. Sans parler ici des altérations de tissus : dégénérescences graisseuses, inflammations chroniques membraneuses, etc., signalons l'immense variété des troubles de l'intelligence, de la sensibilité et de la motilité. En premier lieu vient le delirium tremens qui, d'après les statistiques de M. Bougard, prises à Copenhague, à Paris et à Bruxelles, donne 85 morts sur 447 cas, soit environ un cinquième. Viennent ensuite les diverses formes de l'aliénation mentale. Les statistiques faites en France par M. Boudin et par M. Jeannel ont donné au premier 987 alcooliques sur 18,972 cas d'aliénation mentale, et au second 3,445 sur 15,866 cas, soit 21,7 p. 100. A Saint-Pétersbourg, d'après Huydecoper, sur 966 cas de folie, 150 doivent être attribués à l'intempérance; le delirium tremens figure en Russie pour 5 p. 100 des entrées dans les hôpitaux Aux États-Unis, sur 781 fous admis dans les hospices. 392 sont justiciables de l'alcoolisme En Angleterre, d'après Willan, la moitié des aliénés sont des intempérants ; la statistique de M Labourt lui fournit 257 alcooliques sur 490 aliénés, à Liverpool. En Allemagne, d'après Casper, on compte, parmi les aliénés, un tiers d'ivrognes. En Belgique, la population des asiles d'aliénés, qui était de 4,882 en 1860, s'est elevée, pendant l'année 1874, au chiffre de 7,048 ; la proportion des ivrognes y est considérable.

Passons maintenant aux suicides. Partout on trouve que le nombre des suicides est proportionnel à la consommation des spiritueux ; ainsi, tel groupe de départements français, dans lesquels la consommation des alcooliques est modérée, fournit un nombre de suicides bien moins considérable que tel autre groupe, moins peuplé, mais où la consommation des alcooliques est plus grande.

Voici, du reste, quelques chiffres qui montrent combien sont nombreux les suicides dans les divers pays : en Russie, on compte 1 suicide sur 10,000 habitants ; 38 p. 100 de ces attentats sont dus à l'ivresse ; en Suède, 19 p. 100 ; mais il faut noter que ce chiffre était beaucoup supérieur il y a quelques années : l'augmentation de l'impôt, la réglementation des cabarets et l'influence des sociétés de tempérance ont fait notablement diminuer dans ce pays la consommation moyenne des spiritueux et par suite le nombre de délits et de crimes, d'aliénations mentales et de suicides dus à l'intempérance ; en Danemarck, le quart des suicides est attribué a la même cause ; en France, le nombre des suicides occasionnés par l'alcoolisme a été de 549 en 1870, de 492 en 1871, de 513 en 1872, de 581 en 1873 ; ils sont dus, pour un quart, à l'alcoolisme aigu, et figurent pour la proportion de 11 p. 100 dans les suicides généraux ; en Allemagne, sur 1,800 suicides, on en trouve 1,000 qui sont dus à l'intempérance, soit 55 p. 100 (Böttcher) ; en Belgique, sur 2,428 suicides relevés par M. Meynne, 104, soit un peu plus de 4 p. 100, sont dus à l'ivrognerie.

Les conséquences funestes des abus de boissons ne se bornent malheureusement pas à ceux qui s'en rendent coupables. L'intempérance de l'homme est pour sa famille une cause permanente de démoralisation et de misère. Elle est la cause la plus grande du désordre, de l'immoralité, du vagabondage, de la mendicité. On peut affirmer que les quatre cinquièmes des familles misérables le sont à cause des habitudes d'ivrognerie des parents. C'est une erreur de croire que la faiblesse des salaires des ouvriers soit la principale cause de la misère : la statistique prouve que, en Angleterre principalement, les augmentations de salaires accordées aux ouvriers ont rarement amélioré leur situation ; au contraire, on les a vues généralement produire une augmentation proportionnelle de la consommation des boissons alcooliques.

L'ivrogne est, pour la société, une menace continuelle. On a relevé, en Angleterre, 111,465 délits attribués à l'ivresse, en 1868 ; ce nombre s'est élevé, en 1872, à 151,084 ; on compte que les trois quarts des crimes et des délits sont causés par ce vice ; en Belgique, 27 p 100 des condamnations sont appliquées à des ivrognes d'habitude.

Mais ce n'est pas seulement par les attentats contre les personnes et les propriétés, que l'ivrognerie constitue un danger. Son influence est considérable sur la progéniture ; l'ivrogne, avons-nous dit, est frappé d'une stérilité précoce : il en résulte une diminution de la population. D'après les recherches du docteur Coustan, le nombre des mort-nés, qui était de 25 pour 1,000 morts en 1841, s'est élevé au chiffre de 52,6 pour 1,000 en 1874. De plus, les enfants de l'ivrogne sont généralement vicieux et destinés à l'ignorance, au crime, à la misère, à l'ivrognerie également. Leur état de santé se ressent de la manière de vivre de leurs parents : sur 97 enfants d'ivrognes, le docteur Lippich n'en a trouvé que 14 qui fussent sans infirmités connues ; sur 300 idiots de l'État de Massachussetts, 145 étaient nés de parents adonnés à l'ivrognerie.

Enfin, les maladies nombreuses qui atteignent l'ivrogne, et que nous avons énumérées plus haut, abrègent sa vie, et, de ce chef, diminuent encore la population, puisque la moyenne de la vie se trouve diminuée.

Lorsque l'on réfléchit aux conséquences désastreuses de l'intempérance, on ne sait où s'arrêter. Que l'on compulse les registres de l'état civil, les statistiques des hôpitaux, des prisons, des tribunaux, partout on rencontre l'abus des boissons alcooliques comme facteur dominant toutes les misères, tous les méfaits dont souffre ou que commet la classe ouvrière de tous les pays.

La lugubre énumération qui vient d'en être faite est loin d'être complète. Nous croyons toutefois en avoir dit assez pour justifier les conclusions qui termineront ce rapport. Cependant nous ne saurions résister au désir de rapporter ici l'estimation faite par le docteur Marmon, de New-York, des effets produits par les boissons spiritueuses en Amérique pendant ces dix dernières années : 1° l'alcool, dit cet auteur a imposé à l'Etat une dépense directe de 600 millions de dollars ; 2' il a causé une dépense indirecte de 700 millions de dollars ; 3° il a détruit 300 mille vies ; 4° il a placé 100 mille enfants à la charge de l'Etat ; 5° il a envoyé au moins 150 mille individus en prison et dans les maisons de charité ; 6° il a causé plus de 10,000 suicides ; 7° il a causé, par le feu ou la violence, la perte de plus de 100 mille dollars en propriétés ou autres valeurs ; 8° il a fait 200 mille veuves et un million d'orphelins (*Canadian Journal*).

Il n'y a aucune exagération à déclarer que l'intempérance est le plus cruel ennemi de la société moderne, qu'elle la domine entièrement, qu'elle en menace l'existence, qu'elle en tarit toute la vitalité, que ses sévices sont incomparablement plus grands que ceux de toutes les épidémies qui périodiquement frappent les populations.

II

Moyens employés jusqu'à présent pour arrêter les progrès de l'intempérance.

Nous venons d'esquisser la situation que fait aux classes laborieuses la fatale habitude de l'emploi des boissons alcooliques : c'est en nous appuyant sur le témoignage et sur les recherches des hommes les plus compétents, que nous avons tracé ce sombre tableau. Il y a longtemps qu'ont été constatées les déplorables conséquences de l'intempérance. Voyons quelles sont les mesures qui ont été prises ou proposées pour en tarir les sources ou pour en limiter le domaine.

En premier lieu se présentent les sociétés de tempérance. M. le docteur Lunier a recherché avec soin et relaté avec talent, dans un rapport fait devant l'*Association française contre l'abus des boissons alcooliques*, l'origine et la propagation des sociétés de tempérance. De ce travail j'extrais les renseignements qui suivent :

Une société, fondée en 1813 dans l'Etat de Massachussetts, société qui, proscrivant l'abus des alcooliques, en permettait l'usage modéré, n'obtint pas de résultats sérieux. En 1826 s'établit à Boston également une nouvelle association, basée sur le principe de l'abstinence absolue des boissons enivrantes, la Société américaine de tempérance. A la fin de 1829, on comptait déjà dans les États-Unis près de 1,000 sociétés locales, réunissant 100,000 membres. En 1835, il y avait plus de 8,000 sociétés locales, 25 sociétés d'Etat et 1,500 000 adhérents. Les membres du congrès eux-mêmes, dès 1832, s'étaient constitués en société de tempérance. Au mois de décembre de la même année, le Ministre de la guerre avait publié un ordre à l'effet d'interdire l'usage des liqueurs fortes dans l'armée.

En Ecosse, une première société, constituée en 1829 à Glascow, fit une telle propagande, qu'en 1844 on comptait 400 sociétés de tempérance reliées entre elles. En Angleterre, au mois d'octobre 1835, il y avait déjà plus de 500 sociétés pareilles, réunissant 130,452 membres.

Actuellement (en 1872) toutes les sociétés anglaises de tempérance, basées sur les principes du néphalisme, c'est-à-dire de l'abstinence absolue des alcooliques, comptent plus de 3,700,000 adhérents.

En Suède, après une action énergique des sociétés de tempérance, le gouvernement, en 1855, mit en vigueur de nouvelles mesures législatives et réglementa le commerce et la consommation des spiritueux de telle façon que cette dernière fut bientôt diminuée de moitié.

Quelques sociétés poursuivant le même but existent également en Hollande, dans l'Allemagne du Nord et en Suisse.

En France, il se fonda, dans ces dernières années, deux sociétés de tempérance : la première en date poursuit un objectif double, la lutte contre l'abus du tabac et des boissons alcooliques ; la seconde restreint son action aux liqueurs alcooliques. L'une et l'autre sont encore de formation trop récente pour qu'on en puisse apprécier les effets.

En Belgique, bien que la Fédération médicale belge adoptant, en 1872, les conclusions d'un rapport qui lui fut présenté sur les moyens à opposer à l'abus croissant des boissons alcooliques, ait émis le vœu de voir se constituer des sociétés de tempérance, ce vœu est, jusqu'à présent, resté complétement stérile : rien n'a été fait dans ce sens. Si le *Congrès d'hygiène et de sauvetage* adopte nos conclusions, au nombre des résultats utiles qu'il ne peut manquer d'obtenir, il aura eu l'honneur de provoquer en Belgique l'éclosion de la première société de tempérance, qui, sans être destinée à un succès semblable à celui des associations similaires de la Grande-Bretagne et des États-Unis, est appelée cependant à rendre à notre population des services signalés

En dehors des sociétés de tempérance, qui toutes sont dues à l'initiative de quelques hommes généreux, amis éclairés de l'humanité, nous avons à parler de l'influence gouvernementale.

Presque partout l'action des pouvoirs publics a été faible, souvent nulle. Il y a plusieurs raisons pour qu'il en soit ainsi.

La première, c'est que les alcooliques rapportent aux États de grosses contributions, et que les finances, lourdement obérées par les immenses et improductives dépenses militaires (le budget de la guerre s'est élevé en Belgique, pour l'année 1873, à 39,866,000 fr.), s'accommoderaient mal d'une diminution de recettes. L'Angleterre, pendant l'année 1872-1873, a perçu, comme impôt sur les boissons fermentées, 733 1/2 millions de francs, sur 1934 millions de recettes totales ; la Russie, en 1874. 803 millions de francs sur 2,228 ; le même impôt a produit à la Hollande 17 millions de florins en 1873 ; la France, en 1875, a perçu, du même chef, 386 millions de francs, etc.

En Belgique, l'impôt sur les vins étrangers, sur les eaux-de-vie indigènes et étrangères était en 1850 de 6.831,712 fr., et s'est élevé, en 1873, à 28,962.935 francs. Dans ces chiffres ne sont compris ni les droits de débit, ni les droits d'accise sur les bières.

Une seconde raison qui paralyse la bonne volonté des gouvernants, c'est la préoccupation électorale, la crainte de léser les intérêts des distillateurs, de leurs tenants et aboutissants, des débitants de boissons, etc., et de s'en faire des ennemis politiques.

Nous avons cependant, par devers nous, l'exemple de la Suède qui, après avoir augmenté les impôts sur les boissons alcooliques et édicté une réglementation sévère de leur débit et de leur consommation, a vu cette consommation diminuer notablement.

En Belgique, on a signalé, à plusieurs reprises, l'influence de la legislation sur la consommation des alcooliques. On trouve, dans un travail de M Stevens, directeur général au Ministère de l'intérieur, traitant des *octrois communaux*, des renseignements très-intéressants, sur ce te question; on y voit la consommation diminuer quand s'élèvent les droits, et réciproquement. On a constaté en outre que le nombre des crimes et des délits est proportionnel au dégrèvement que subit l'impôt sur les boissons.

Les mêmes résultats ont été observés dans d'autres pays.

Nous avons cité plus haut des chiffres prouvant quelle énorme influence exerce l'ivrognerie sur le nombre des crimes et des délits de toute sorte, sans compter les exemples pernicieux qu'elle donne, surtout aux jeunes ouvriers, et les conséquences eloignées qu'elle recèle, au point de vue de la misère, de l'immoralité, de l'abâtardissement de la population, etc. Les législations de divers pays ont longuement discuté la question de savoir s'il faut considérer l'ivresse comme circonstance atténuante ou comme circonstance aggravante des crimes et des délits. Cette question a été résolue différemment. Il ne nous appartient pas de résoudre un problème auquel tant de jurisconsultes éminents, se plaçant à des points de vue divers, ont donné des solutions si différentes. Toutefois il nous semble que, dans l'appréciation des circonstances qui ont amené ou accompagné les crimes et les délits l'ivresse ne doit pas toujours être taxée de la même manière. Notre opinion est que l'ivresse publique doit toujours être considérée comme un délit, que l'ivresse provoquée dans le but de se préparer à commettre un crime, ou de se soustraire aux conséquences de ce crime, doit constituer une circonstance aggravante, et que l'élément qui doit commander l'appréciation du juge, c'est la préméditation. A ces divers points de vue l'action législative s'est exercée à diminuer l'abus des boissons alcooliques, en cherchant à en atteindre les conséquences. Il faudrait, à notre avis, qu'elle fût plus radicale, d'abord en définissant l'ivresse publique comme délit correctionnel, ainsi que l'a fait en France la nouvelle loi sur l'ivresse (3 février 1873) ; ensuite en indiquant les circonstances où l'ivresse devra être considérée comme aggravante des crimes et des délits.

C'est dans l'armée surtout que l'on a pu observer l'efficacité de la réglementation. Pour ne parler que de l'armée belge, l'ivrognerie, qui était extrêmement fréquente il y a vingt ans, est devenue relativement rare. La vente des boissons fermentées a été interdite pendant les manœuvres, sur les plaines d'exercice, etc ; la distribution de genièvre, qui, dans les camps, dans les forts, se faisait tous les matins, a été supprimée et remplacée par une distribution de café ; l'ivresse a été sévèrement punie ; elle entraîne la privation du port de l'arme hors de service, punition qui entache l'honneur du soldat, et qui n'est levée que lorsqu'il a donné des signes certains d'amendement. Grâce à ces mesures énergiques, sans préjudice des punitions disciplinaires, de la retenue sur la solde, etc., l'ivrognerie, dans l'armée belge, est descendue aussi bas que possible.

Si l'action des pouvoirs publics a été faible, dans leurs tentatives pour l'extinction de l'ivrognerie, on peut avec satisfaction constater que l'action des particuliers, malheureusement peu secondée, a déjà produit de beaux résultats. Dans certaines industries notamment, les ivrognes sont rigoureusement chassés ; les ouvriers qui chôment le lundi ne trouvent

plus de travail quand ils se représentent; plusieurs chefs
d'industrie ont établi, dans leurs usines ou fabriques, des
écoles que les ouvriers illettrés sont obligés de fréquenter,
tout en conservant leurs salaires pendant les heures de classes:
s'ils emploient de jeunes ouvriers, ils font alterner les heures
de travail avec les heures d'étude, de manière à les moraliser
par l'instruction, tout en en formant des ouvriers modèles :
voilà de la philanthropie bien entendue, qui ne fait pas l'aumône, mais s'applique à rendre l'aumône inutile.

Toujours par l'initiative des particuliers se sont fondées
des sociétés coopératives de consommation et des cuisines
économiques, établissements destinés à fournir, à bon marché, des aliments de bonne qualité, bien préparés. Elles sont
malheureusement trop peu nombreuses encore, mais rendent
déjà de grands services.

Il faut signaler encore les banques populaires, la création
de maisons ouvrières, les prix de propreté, l'établissement de
l'épargne dans les écoles, toutes institutions qui donnent aux
travailleurs des idées d'ordre et d'économie, les éloignent des
cabarets et leur assurent un bien-être relatif. C'est dans ce
même but que certains industriels ont associé les ouvriers à
leur fabrication et partagé avec eux leurs bénéfices.

Aux Etats-Unis, pays essentiellement pratique, l'initiative
privée a établi des hôpitaux d'ivrognes. Non contente de pré-
venir l'intempérance, elle a voulu guérir ceux qui s'y adon-
naient; certains hôpitaux d'ivrognes ont, paraît-il, produit
des résultats très-encourageants.

III.

Moyens proposés pour combattre l'ivrognerie.

Après avoir exposé globalement les tentatives faites jusqu'à présent pour éteindre l'ivrognerie ou en limiter l'extension, il nous reste à tirer les conséquences de notre étude, à
examiner quelles sont les mesures qui pourraient efficace-
ment combattre le fléau, et à poser nos conclusions.

Assainir les boissons alcooliques ;

Diminuer autant que possible la consommation ;

Punir l'abus aussi sévèrement que possible :

Tel est le triple but que doivent se proposer les gouvernements, les communes et les particuliers.

1. *L'assainissement des boissons alcooliques* est de droit.

L'État perçoit sur les boissons alcooliques un impôt considérable : en Belgique, cet impôt s'élève annuellement à plus d'un million de francs comme droit de débit; à 4,628,189 fr. comme droit sur les vins étrangers ; à 877,281 francs sur les eaux-de-vie étrangères; à 23,457,465 francs sur les eaux-de-vie indigènes (chiffres de 1873) ; soit un total de trente millions de francs, sans compter les droits d'accise considérables qui frappent les bières.

En échange de cette lourde contribution, l'Etat doit garantir au consommateur la sécurité, sinon son imposition n'est plus loyale.

Nous avons montré, au commencement de ce travail, quelle est la nature des boissons consommées par le peuple et la petite bourgeoisie.

Ces boissons sont, ou audacieusement falsifiées, ou impropres à être livrées à la consommation. Il est du devoir de l'État, gardien obligé de la santé publique, et qui devrait s'en constituer le protecteur vigilant, de rechercher les moyens d'empêcher que les boissons livrées au peuple ne lui soient fatales, et de poursuivre vigoureusement la mise en vente des boissons de cette nature. L'Etat doit faire examiner sérieusement, par des hommes compétents, munis des pouvoirs moraux et financiers nécessaires pour mener leur entreprise à bonne fin, s'il est vrai que l'alcool est innocent des sévices qu'on lui attribue, et dont la responsabilité retomberait tout entière sur les substances qui lui sont associées, soit par le fait de la fabrication, ou par suite de sophistications.

Dans l'affirmative, le rôle de l'État est tout tracé : obliger tous les distillateurs à ne livrer à la consommation que des boissons assainies. Si l'on objecte que les pays voisins pourront jeter sur notre marché des alcools de mauvaise qualité, qui viendront faire la concurrence aux nôtres, nous répondrons que les moyens d'assainissement, une fois adoptés par un pays, le seront fatalement par tous les autres, et qu'il n'est aucun gouvernement qui ne se hâte, sous la pression de l'opinion publique, de les inscrire dans sa législation.

Ce n'est pas à l'initiative particulière que doit être laissé ce soin; ce n'est pas même aux administrations communales, dont l'action est purement locale. L'intérêt dont il s'agit ici est général : l'État seul a le pouvoir de prendre des mesures efficaces parce que seul il porte son action sur le pays tout entier; parce qu'il a mission d'empêcher la démoralisation et l'abâtardissement des quatre cinquièmes de la population, qui lui fournit, pour la plus grande partie, les millions dont il a besoin; qui lui fournit les bras nécessaires à l'exécution de ses travaux publics et à la marche de ses exploitations; qui lui fournit les soldats qu'il enverra combattre aux frontières pour la défense de sa nationalité et de ses institutions, pour lesquelles des hommes libres et intelligents ne peuvent verser leur sang, qu'à la condition de les trouver équitables et tutélaires.

Le rôle des administrations communales vient ensuite, et, pour être mis au second plan, il n'est pas moins important. A elles incombe le devoir de faire exécuter les décisions du gouvernement. Puisque nous ne parlons ici que des boissons alcooliques, c'est aux administrations locales à veiller à ce que ces boissons soient de bonne qualité, à réglementer, dans le domaine de leurs communes, le débit des boissons; à empêcher les débits clandestins qui, sous prétexte de vendre des épiceries, livrent à la consommation des alcooliques essentiellement adultérés, et où les femmes du peuple, pas assez osées pour se montrer dans les cabarets, viennent régulièrement s'empoisonner; à n'accorder le droit de débit qu'à des personnes honorables; à frapper impitoyablement de suppression de la patente tout cabaretier convaincu de vente de boissons falsifiées ou de mauvaise qualité, etc.

2. *Diminuer autant que possible la consommation des alcooli-*
qués : tel est le second but à atteindre. Ce qui doit faire poursuivre ce but, c'est la contribution énorme que prélèvent les
habitudes alcooliques sur le salaire des ouvriers, qui se solde
presque toujours en déficit. Étudiant les causes de l'ivrognerie et de l'alcoolisme, nous avons vu qu'elles résident en partie dans la nature même des boissons consommées. Assainir
ces boissons aboutirait infailliblement, si ces prémisses sont
vraies, à en diminuer la consommation.

L'action des communes pour diminuer le nombre des caba-
rêts, invitation permanente à l'intempérance, serait extrêmement puissante. Que l'on ne nous objecte pas la liberté du
commerce. Quand une fabrique, une usine, etc., veut s'établir, on fait une enquête de commodo et incommodo; souvent
à la suite de l'enquête, l'autorisation est refusée : entrave
à la liberté du commerce. Certains établissements, qu'à tort
ou à raison on considère comme un mal nécessaire, sont sou-
mis à une réglementation rigoureuse et fermés à la moindre
contravention : entrave à la liberté du commerce Partout où
l'homme vit en société, les entraves à la liberté abondent :
c'est que l'intérêt particulier doit céder devant l'intérêt général. S'il est admis que le grand nombre des cabarets constitue
une excitation continuelle à l'intempérance, et la statistique
l'établit sans réplique, il doit être au pouvoir des administrations communales de limiter les autorisations d'en ouvrir de
nouveaux. Il doit être en leur pouvoir également d'ordonner
la suppression temporaire ou définitive de ceux qui se sont
mis en contravention contre les règlements de la police, qui
prescrivent la fermeture des cabarets à une heure déterminée,
qui défendent de donner à boire aux enfants et aux individus
en état d'ivresse, etc., et qui devraient interdire absolument
de vendre à crédit, sous peine de suppression de la patente.

Considérant que l'ignorance et le mauvais exemple sont des
causes fréquentes d'intempérance, les gouvernements auraient encore une grande et noble tâche à remplir : c'est de
répandre de plus en plus l'instruction dans le peuple. Décré-

ter L'enseignement obligatoire et gratuit, en donnant dans les programmes une large part à l'étude de l'hygiène; organiser les écoles d'adultes de manière à y attirer beaucoup plus d'élèves; y établir les bibliothèques prévues par l'arrêté d'organisation (en Belgique), bibliothèques qui n'existent presque nulle part, et qui seraient pour l'ouvrier un grand attrait et l'éloigneraient du cabaret, faire faire des conférences sur les dangers de l'ivrognerie et afficher dans toutes les maisons d'école des tableaux représentant les funestes effets de l'intempérance ; encourager la publication de brochures qui, en dépeignant les ravages faits par les abus des boissons, soient propres à détourner les ouvriers de ce vice, tels sont les moyens que peut employer l'État, s'il veut diminuer dans la classe prolétaire et dans la petite bourgeoisie la consommation des boissons alcooliques.

En même temps que ces mesures seraient prises, l'État augmenterait notablement l'impôt sur le droit de débit des boissons alcooliques, ainsi que les droits d'accise, puisqu'il a été prouvé en Suède et en Belgique, que l'augmentation de cet impôt diminuait la consommation.

Mais par contre la boisson populaire par excellence, la bière, devrait être considérablement dégrevée et améliorée dans sa qualité, qui dégénère d'année en année; dans cet ordre d'idées l'État pourrait, ou bien favoriser l'organisation de brasseries modèles, ou bien soumettre la fabrication de la bière à une règlementation qui en assurât la bonne qualité.

Le dégrèvement des autres boissons consommées par le peuple : le café, le thé, serait le corollaire nécessaire de l'élévation de l'impôt sur les alcools. Il faut que le peuple trouve, à bon marché, des boissons qui remplacent les alcooliques. Non-seulement ces boissons doivent être à bas prix, mais encore il faut qu'elles ne puissent pas lui nuire, qu'elles soient de bonne qualité.

Si donc on veut sincèrement diminuer la consommation des alcooliques, il faut non-seulement les frapper de lourds impôts et en exiger l'assainissement, en poursuivre les falsi-

fications, et d'un autre côté diminuer autant que possible les droits sur la bière, le café, le thé, etc., mais encore instituer une *police sanitaire*, organisée dans tout le pays, et chargée de veiller à ce que toutes les denrées vendues soient pures de sophistications. Ici encore l'action isolée de quelques communes serait illusoire; l'État doit intervenir et organiser sa police sanitaire de telle façon qu'il n'y ait pas une commune, si petite fût-elle, qui ne soit placée sous son égide.

On nous dira que les divers moyens proposés ici jetteraient la perturbation dans les finances de l'État, peu importe ; l'assiette de l'impôt, dans presque tous les États, est défectueuse. Il n'y a guère que les États-Unis d'Amérique qui aient un système logique de contributions. Tous les bons esprits sont d'accord pour déclarer que des modifications sont nécessaires, que les bases de l'impôt doivent être soumises à une sérieuse révision. Cette question ne rentrant pas dans notre programme, nous n'insisterons pas, qu'il soit seulement permis de faire remarquer que les impôts frappent principalement les classes nécessiteuses, et qu'une révision de leurs bases ne pourrait qu'améliorer la situation du prolétariat.

En même temps que s'exercerait l'action combinée des communes et du gouvernement en vue de diminuer la consommation des boissons alcooliques, l'initiative privée aurait mille moyens de travailler au même but.

En premier lieu viennent les sociétés de tempérance. L'exemple de l'Angleterre, de l'Ecosse, de la Suède, des États-Unis, etc., prouve l'utilité des sociétés de tempérance. Aux États-Unis dès 1835, ces sociétés avaient obtenu la fermeture d'au moins quatre mille distilleries (Michel Chevalier).

Jusqu'à présent les seules sociétés de tempérance qui aient réussi, qui aient continué à vivre, sont celles qui proscrivent d'une manière absolue l'usage des boissons fermentées, celles qui arborent franchement le drapeau du néphalisme. Celles, au contraire, qui tolèrent l'usage modéré, et ne combattent que l'abus, n'ont eu qu'une existence éphémère, parce qu'il y a trop de moyens de se soustraire à la rigueur de

leur règlement, trop de facilités à capituler devant sa propre conscience.

En Belgique il n'existe pas de société de tempérance. En France, il s'en est fondé deux depuis quelques années. Elles n'ont pas osé proscrire l'usage modéré des boissons alcooliques, notamment du vin, dont elles recommandent même l'emploi, tout en insistant sur la nécessité de l'avoir pur. L'avenir nous montrera quels résultats elles obtiendront.

En tout cas, il eût été difficile de persuader à la population française d'arracher la vigne, qui constitue une de ses principales richesses, de même qu'il serait difficile en Belgique de supprimer la fabrication et l'usage de la bière, qu'elle produit si abondamment et qui d'ailleurs a tant de qualités nutritives.

D'accord avec M. le Dr Lunier et avec les principaux fondateurs des sociétés françaises, je ne crois pas que le caractère et les mœurs de nos populations s'accommoderaient de la réglementation si absolue des sociétés anglaises et américaines. Peut-être celles qui sont basées sur le principe de la prohibition absolue réuniraient-elles un certain nombre d'adeptes ; il me paraît impossible qu'elles fassent cette grande quantité de prosélytes que doivent s'efforcer d'obtenir les promoteurs de sociétés de tempérance.

Une société qui, tout en permettant l'emploi modéré, frapperait énergiquement l'abus des boissons fermentées, et définirait nettement ce qu'il faut entendre par abus, serait, à mon avis, destinée à un grand avenir et contribuerait puissamment à diminuer l'ivrognerie et par conséquent à améliorer la situation matérielle et morale de la classe ouvrière et de la petite bourgeoisie.

Déjà, dans quelques villes, se sont fondées des sociétés coopératives de consommation, des cuisines économiques, et, comme complément, des banques populaires. Ces institutions, qui se lient, sont recommandables à tous les points de vue ; elles permettent à l'ouvrier de se soustraire à la tyrannie du petit commerce, et lui fournissent en même

temps des aliments sains, bien préparés, et à bas prix. Le règlement des cuisines économiques prohibe la consommation des boissons fermentées, sauf la bière, qui est même proscrite dans quelques-unes. L'extension et la multiplication de ces divers établissements contribueraient puissamment à diminuer la consommation des boissons alcooliques, à fortifier la constitution de la classe ouvrière, à la moraliser. C'est un point à signaler à l'attention des philanthropes, et heureusement il n'en manque pas.

Dans le même ordre d'idées, ou établirait, dans les grands centres, des débits de bouillon, de café, etc. Autant que possible, il faudrait que l'ouvrier consommateur dans les sociétés cooporatives, dans les cuisines économiques, de même que l'ouvrier auquel un crédit est ouvert dans les banques populaires, devînt actionnaire de ces diverses institutions, comme cela existe pour les cuisines économiques d'Anvers. L'ouvrier, de cette manière, aurait plus d'intérêt à la prospérité de ces institutions, et, comme les fondateurs retireraient leurs mises de fonds dès que le permettrait l'état financier de l'œuvre, les ouvriers resteraient seuls gérants et administrateurs, ne se verraient plus traités en enfants mineurs et auraient pour eux-mêmes la considération, le sentiment de leur dignité et de leur valeur, qui leur manquent le plus souvent aujourd'hui.

L'exemple des chefs d'industrie dont nous avons parlé plus haut doit être plus généralement suivi qu'il ne l'est. Etre très-sévère pour les ivrognes, instruire les ouvriers, leur donner des conférences sur l'hygiène, des leçons de dessin, de chant, établir des bibliothèques, etc., tels sont les meilleurs moyens qu'ils puissent employer, et ces moyens ont déjà produit des résultats remarquables dans les ateliers où ils ont été mis en usage. Les chefs d'industrie pourraient en outre, plusieurs l'ont fait déjà, empêcher leurs contre-maîtres et leurs employés de tenir des débits de boissons, et défendre strictement de payer le salaire des ouvriers dans des cabarets.

3. Voyons maintenant quelles sont les *mesures coërcitives qui pourraient être employées*. D'abord punir correctionnelle-ment tout individu pris en flagrant délit d'ivresse publique, la première fois d'une simple amende, la seconde fois d'une amende plus forte et de quelques jours de prison, la troisième fois de ces deux peines cumulées et plus fortes encore ; dans les cas de récidives, faire afficher la condamnation aux valves de l'Hôtel-de-Ville ou de la maison communale. Cette législation se justifie par le scandale que cause un ivrogne trouvé sur la voie publique, par le dégoût qu'il inspire, par le mauvaise exemple qu'il donne, par le danger qu'il occasionne pour lui-même et pour les autres. Des mesures du même ordre ont été adoptées dans quelques pays, notamment en Angleterre et en France.

Punir les cabaretiers qui contreviennent aux réglements de police ; les cabaretiers qui donnent à boire à des enfants au-dessous de seize ans, ou à des individus en état d'ivresse ; qui tiennent leurs débits ouverts au delà de l'heure régle-mentaire, ou donnent à boire à crédit ; infliger pour la pre-mière fois une amende, et pour les récidives une amende plus forte, accompagnée d'une suspension de plus en plus longue de la patente, jusqu'à la suppression complète.

Aux cabaretiers qui vendent des boissons de mauvaise qualité, infliger d'emblée la suspension de la patente pour un mois ; la seconde fois pour trois mois, et la troisième fois fermer définitivement l'établissement. Les unes et les autres de ces condamnations devraient également être affichées aux valves communales.

Dans les cas de rixes, de coups et blessures, d'atteinte aux propriétés, de tous délits commis dans des cabarets ou au sortir des cabarets, considérer l'état d'ivresse des dé-linquants comme une circonstance aggravante de leurs délits.

Dans les questions criminelles, examiner si l'état d'ivresse de l'inculpé a été prémédité dans le but de favoriser le crime, de le préparer, ou d'en éviter la responsabilité, et, dans l'affirmative, le considérer également comme circonstance aggravante. En un mot, définir les cas où l'état d'ivresse devra être considéré comme circonstance aggravante des crimes et des délits.

Enfin, et ceci est de la compétence des autorités communales, priver de tous secours du bureau de bienfaisance les ivrognes, c'est-à-dire non les individus qui ont été trouvés accidentellement en état d'ivresse, mais ceux qui en font une habitude, par exemple ceux qui, dans le courant d'une année, auraient été mis en contravention plus de trois fois pour le même délit.

Avant de poser les conclusions qui découlent de ce rapport, un devoir de reconnaissance me sollicite à signaler les travaux qui m'ont été le plus utiles pour sa composition. En premier lieu viennent les *statistiques publiées par le Ministère de l'intérieur*, l'*Exposé de la situation du royaume*, les travaux de Quetelet, Ducpétiaux, de MM. Heuschling, Stevens, Lentz, Oudard ; la *Topographie médicale belge* de M. Meynne, ainsi que les remarquables *Études d'hygiène publique et sociale* du même auteur ; l'ouvrage couronné de M. le docteur Auguste Jansen, sur l'*Influence de l'usage et de l'abus des alcooliques sur la santé des ouvriers* ; je signalerai encore comme une source féconde de précieux renseignements les *Bulletins de la Société française de tempérance, association contre l'abus des boissons alcooliques*, auxquels j'ai fait de nombreux emprunts, et dont la plupart des articles et des renseignements statistiques sont dus à la plume autorisée du savant inspecteur général des maisons d'aliénés de France, M. le docteur Lunier.

Disons enfin que la question qui nous occupe, soumise aux discussions de la *Fédération médicale belge*, en 1872, y a fait l'objet d'un rapport dont les conclusions, adoptées par cette assemblée, mais non suivies de résultat jusqu'à présent, sont en grande partie celles que je vais avoir l'honneur de proposer au Congrès.

CONCLUSIONS.

L'extinction de l'ivrognerie et des maux qu'elle engendre ne peut être obtenue que par l'action simultanée et combinée de l'Etat, des communes, des particuliers.

I. *Rôle de l'Etat*.

1° Faire procéder aux études nécessaires pour *l'assainissement des boissons alcooliques*, et prendre des mesures efficaces pour préserver la santé du consommateur. Dans ce but :

a. Charger le *Conseil supérieur d'hygiène publique*, ou une commission composée d'hommes compétents munis des pouvoirs indispensables, de rechercher les moyens de rendre propres à la consommation les boissons jeunes, les alcools d'industrie, etc.

b. Organiser dans tout le pays une *police sanitaire* qui, dirigée par le Conseil supérieur d'hygiène, sera composée des commissions médicales de chaque province, celles-ci ayant des représentants dans les commissions médicales des villes, et des correspondants dans toutes les communes qui n'ont pas de commission médicale, un seul correspondant pouvant d'ailleurs servir pour une agglomération de petites communes.

c. Obliger les distillateurs à mettre en usage les moyens qui auront été reconnus efficaces pour assainir les boissons fermentées.

2° Faire diminuer la consommation :

a. En propageant autant que possible l'instruction dans le peuple, notamment par les moyens suivants :

1. Décréter l'enseignement obligatoire et gratuit ;

2. Donner dans les programmes une large part à l'hygiène ;

3. Réorganiser les écoles d'adultes, les rendre at-
trayantes et utiles, afin d'y attirer les élèves, et les
pourvoir toutes de bibliothèques ;

4. Mettre au concours la rédaction d'une brochure
exposant les dangers de l'abus des boissons alcooliques, brochure destinée à être répandue dans la population.

b. En révisant, à certains points de vue, le système des
impôts :

1. Augmenter notablement le droit de débit et les
droits d'accise sur les boissons spiritueuses ;

2. Dégrever autant que possible la bière indigène ;
créer des brasseries modèles, ou en favoriser la création ; prendre les mesures nécessaires pour améliorer
la qualité de la bière, ce qui incombera à la police
sanitaire ;

3. Diminuer, dans la mesure du possible, les droits
qui frappent le café et le thé.

3° Réprimer les abus de boissons :

a. Définir l'ivresse publique comme délit correctionnel ;
comminer une amende de 3 francs pour la première fois, de 10 francs et 3 jours de prison pour
la seconde fois, de 20 à 100 francs et un empri-
sonnement de 10 jours à 1 mois pour la troisième
fois dans le courant de la même année, peines aux-
quelles pourra être jointe la privation de l'exercice
des droits civils et politiques ; faire afficher ces
condamnations, sauf la première, aux valves communales ;

b. Définir par une loi les cas où l'état d'ivresse doit être
considéré comme circonstance aggravante des crimes
et des délits.

II. *Rôle des administrations communales.*

1° Faire procéder, par la police locale, déléguée de la
police sanitaire, à de fréquentes vérifications de la
qualité des boissons offertes en vente.

2° Punir de la suspension ou de la suppression de la patente tout cabaretier convaincu d'avoir vendu des
boissons falsifiées ; la suspension sera d'un mois
pour la première fois, de trois mois la seconde fois,
et la suppression sera définitive la troisième fois ,
toutes ces condamnations seront affichées aux valves
communales.

3° Réglementer le droit de débit :
  a. Ordonner la fermeture des cabarets à dix heures en
    hiver, à onze en été, sauf les permissions accordées
    par le chef de la police locale;
  b. Défendre de donner à boire à des enfants au-dessous
    de seize ans, non accompagnés, ou à des gens ivres ;
  c. Défendre de donner à boire à crédit ;
  d. Rendre le cabaretier responsable des rixes et des
    délits qui se commettent dans son établissement, à
    moins qu'il n'en ait immédiatement informé la police ;
  e. Limiter le nombre des débits de boissons ;
  f. Ne donner des patentes de débitants qu'à des personnes
    honorables ;
  g Poursuivre rigoureusement les débits clandestins. Les
    contraventions au règlement communal concernant
    les débits de boissons seront punis : pour la première
    fois, d'une amende de 10 francs ; la seconde fois,
    d'une amende de 25 francs et de la suspension de
    la patente pour un mois ; la troisième fois dans le
    courant de la même année, d'une amende de 50 à
    200 francs et de la suppression de la patente. Ces
    condamnations seront affichées aux valves commu-
    nales.

4° Refuser les secours du bureau de bienfaisance, et généralement toute faveur quelconque, aux ivrognes. Seront qualifiés tels, ceux qui auront été punis pour ivresse plus de trois fois dans le courant d'une année.

III. *Rôle des particuliers.*

1° Créer des sociétés de tempérance ayant pour programme de lutter contre l'abus des boissons alcooliques, et d'étudier toutes les questions qui s'y rapportent.

2° Créer des sociétés coopératives de consommation, des cuisines économiques, des banques populaires, des maisons ouvrières, intéresser les ouvriers à chacune de ces institutions, les leur laisser gérer autant que possible, afin d'augmenter en eux le sentiment de leur dignité personnelle, et d'accroître leur bien-être moral en même temps que matériel.

3° Améliorer la position des ouvriers, en augmentant le salaire de ceux dont la conduite ne donne lieu à aucun reproche.

4° Dans les fabriques, ateliers, etc.
   a. Refuser tout travail à l'ivrogne et à l'ouvrier qui chôme le lundi ;
   b. Donner des conférences régulières d'hygiène, où seraient exposés les avantages de la sobriété et les dangers de l'abus des alcooliques ;
   c. Organiser des écoles que les ouvriers seraient obligés de fréquenter ;
   d. Pour les enfants, faire alterner les heures de travail avec des heures d'études ;
   e. Exclure des secours des caisses de prévoyance ceux dont les maladies ou accidents auraient été causés par l'ivresse ;

f. Défendre aux contre-maîtres et aux employés de tenir des débits de boissons, et de payer les salaires dans des cabarets.

5 Établir, dans les grands centres, des débits de bouillon, de café, des trink-halles, etc.

6° Organiser, par souscription, des hôpitaux d'ivrognes.

7° S'astreindre à poursuivre logiquement le but qu'on s'est proposé ; ne pas offrir de liqueurs aux ouvriers qu'on emploie ; ne pas leur donner d'argent pour aller boire ; leur faire prendre du café, du bouillon, de bonne bière, ou tout autre aliment qui leur donne réellement des forces.

Évidemment, les différentes parties de ces conclusions sont loin d'avoir toutes la même valeur ; cependant elles se lient intimement et sont comme les corollaires les unes des autres. L'État, les administrations communales, les particuliers eux-mêmes sont tous intéressés à réprimer l'ivrognerie, dont les conséquences ne se restreignent pas aux individus qui s'en rendent coupables, mais exercent sur la société tout entière l'influence la plus dissolvante. Ce ne sera pas trop du concours dévoué de tous, de l'action combinée et constante des pouvoirs publics avec celle de l'initiative privée, pour combattre et extirper l'intempérance, qui est devenue, depuis le commencement de ce siècle, un véritable fléau social.

Anvers, septembre 1876.

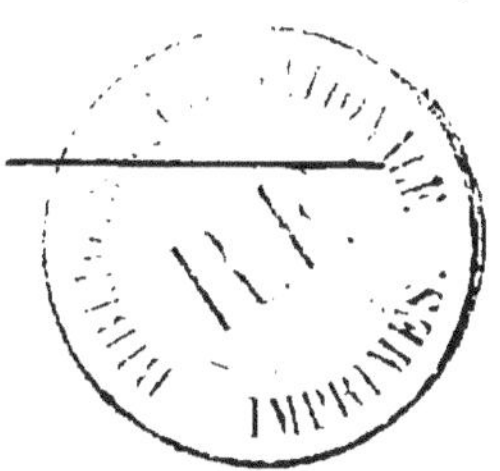

Paris. — Imprimerie de E. Donnaud, rue Cassette, 9.